CONSIDÉRATIONS GÉNÉRALES

SUR L'UTILITÉ

DES BAINS DE MER.

Ouvrages du même auteur :

Essai sur la Doctrine des constitutions médicales et des épidémies, in-8 (1819).

Traité de la gravelle, du calcul vésical et autres maladies des voies urinaires; traduit de l'anglais, avec des notes et une dissertation sur l'application des connaissances chimiques à la médecine.

Journal des bains de mer de Dieppe, contenant, 1° la topographie de bains de Dieppe; 2° des Recherches sur l'atmosphère propre à la mer et aux côtes maritimes; 3° l'Analyse chimique de l'eau de mer; 4° ses divers modes d'emploi; 5° l'hygiène des malades qui en font usage.

IMPRIMERIE DE J. TASTU,
Rue de Vaugirard, n. 36.

CONSIDÉRATIONS GÉNÉRALES

SUR L'UTILITÉ

DES BAINS DE MER

DANS

LE TRAITEMENT DES DIFFORMITÉS

DU TRONC ET DES MEMBRES;

PAR

CH. L. MOURGUÉ,

DOCTEUR EN MÉDECINE, INSPECTEUR DES BAINS DE MER CAROLINE, A DIEPPE, MEMBRE CORRESPONDANT DE L'ACADÉMIE ROYALE DE MÉDECINE, DE LA SOCIÉTÉ DE MÉDECINE PRATIQUE DE ROUEN ET DE PLUSIEURS AUTRES SOCIÉTÉS SAVANTES.

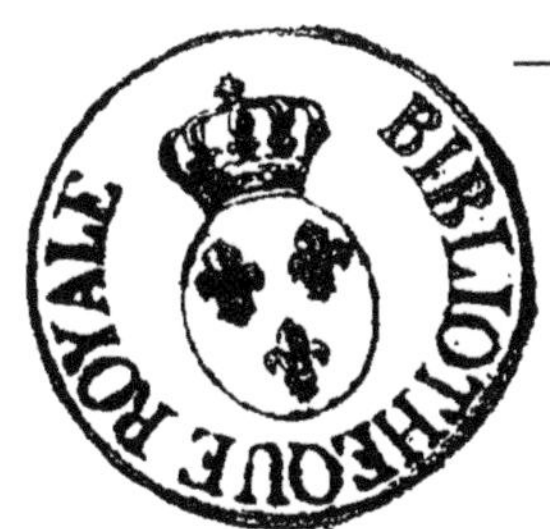

PARIS

CHEZ
J.-P. RORET, libraire, quai des Augustins, n. 17 bis.
AMBROISE DUPONT ET Cie, rue Vivienne, n. 16.
GABON, rue de l'École-de-Médecine, n. 10.
DELAUNAY, au Palais-Royal.

A DIEPPE,

CHEZ TOUS LES LIBRAIRES ET HÔTEL DES BAINS.

1828

CONSIDÉRATIONS GÉNÉRALES

SUR L'UTILITÉ

DES BAINS DE MER

DANS LE TRAITEMENT DES DIFFORMITÉS DU TRONC ET DES MEMBRES.

PREMIÈRE PARTIE.

DES EFFETS DES BAINS DE MER SUR LA NUTRITION.

Depuis quelques années, les médecins ont porté plus particulièrement leur attention sur l'étude des difformités des diverses parties du corps et des moyens d'y remédier. La considération des causes et de la nature de ces affections, mieux approfondies, a jeté une vive lumière sur leur traitement, et des indications précises ont découlé naturellement d'une connaissance plus exacte de la maladie. La thérapeutique s'est enrichie d'une branche nouvelle, et des résultats dont on ne soupçonnait même pas la possibilité, sont devenus, en quelque sorte, vulgaires.

On a reconnu que deux sortes d'élémens concouraient à produire et à entretenir les inflexions vicieuses du tronc et des membres; que ces états maladifs pouvaient dépendre à la fois de changemens survenus dans la structure des parties affectées et d'une altération de la constitution, ayant pour effet immédiat la diminution des forces nutritives. On a donc dû se proposer un double but : d'une part, de rendre aux os et aux ligamens, altérés dans leur forme et leur texture, la disposition qui leur est propre; de l'autre, de rétablir l'énergie et l'activité nutritives.

La première condition a été heureusement remplie au moyen d'appareils simples et ingénieux dont l'action, dirigée avec la mesure convenable, imprime au mouvement moléculaire des organes une direction contraire à celle qui a déterminé l'inflexion, et ramène la régularité du développement et des formes. Mais le redressement mécanique ainsi opéré ne peut être durable qu'autant que la nature suit l'impulsion qu'il tend à produire, et la guérison n'est réellement achevée que lorsque l'effort de la nutrition a entièrement détruit les effets de l'aberration qui existait primitivement ; sinon, les malades restent exposés à des récidives plus ou moins promptes et l'inflexion se reproduit plus ou moins complètement, dès que l'on vient à supprimer les agens locaux de redressement. Or, dans le plus grand nombre des cas, la nature ne se suffit point à elle-même, surtout chez les enfans et les jeunes personnes du sexe ; et l'on a senti la nécessité de la seconder par les moyens propres à redonner de la vigueur à tous les mouvemens vitaux et à communiquer à toutes les fonctions une énergie nouvelle. Ce second genre de moyens a même suffi quelquefois pour corriger des difformités commençantes, dont le redressement s'est effectué par les seules forces du développement naturel, activé par cette médication.

Mais dans quelle classe de toniques puisera-t-on des agens assez puissans pour retremper, en quelque sorte, les organes, et corroborer le principe de la vie? Qui ne sait combien sont infidèles en pareil cas les ressources tirées de la matière médicale proprement dite, comme le quinquina, les martiaux, les amers de toute espèce? Sans doute, l'emploi bien ordonné des matériaux de l'hygiène peut exercer une influence plus certaine, mais elle est encore trop souvent insuffisante pour imprimer à l'organisation des changemens assez prompts et assez prononcés : parmi tous les moyens qui sont à la disposition du praticien pour remplir cette indication, il n'en est aucun qui nous paraisse offrir autant d'avantages que les bains de mer à la *lame*. Ils n'ont pas, comme les toniques administrés à l'intérieur, l'inconvénient de fatiguer et de stimuler trop vivement les voies digestives, et ils l'emportent de beaucoup sur les bains de rivière qu'on ne saurait leur comparer. On concevra facilement cette différence entre les propriétés curatives de l'eau douce et celles de la mer, si l'on a égard à la composition chimique et au mode d'action de ces deux liquides.

L'eau de rivière ou de source renferme, à la vérité, quelques substances salines, mais elles s'y trouvent en si faible quantité, qu'on ne peut raisonnablement leur attribuer aucune vertu curative.

L'eau de la mer, au contraire, est complètement saturée de sels et contient en outre une matière animale particulière et deux principes, nouvellement découverts, l'iode et le brome [1] qui sont doués de propriétés

[1] L'iode, découvert d'abord dans le plus grand nombre des plantes qui croissent sur le bord de la mer et dans divers mollusques marins, nus ou testacés, a été trouvé depuis dans l'Océan et dans la Méditerranée, où il paraît exister à l'état d'hydriodate de potasse. Ce corps possède des propriétés qui l'ont fait employer avec succès contre les engorgemens glanduleux, indolens et surtout contre les goîtres : c'est probablement à ce principe que l'eau de la mer doit l'action très-particulière qu'on lui a reconnue dans le traitement de ces affections chroniques.

D'après les expériences de M. le professeur Orfila, ce corps détermine l'ulcération de la membrane muqueuse, et la mort, à la dose d'un gros à un gros et demi.

La connaissance du brome est due à M. Balard de Montpellier, qui, le premier, l'obtint des eaux de la mer, en 1826. Depuis la découverte de ce corps, sa présence a été démontrée dans les eaux de la mer Morte, dans les eaux de Bourbonne-les-Bains et dans les eaux mères de la saline de Lons-le-Saulnier.

Le brome n'a pas encore d'usages en médecine, mais

également actives et énergiques. D'ailleurs, les bains de mer n'agissent pas uniquement, comme les bains froids ordinaires, par la température et la densité du liquide où l'on est plongé; le choc produit par le mouvement des flots, désignés sous le nom de *lames*, l'atmosphère toute particulière, qui joint son influence à celle du liquide, sont encore autant d'élémens de leur action, absolument étrangers aux bains de rivière.

Mais les phénomènes qui accompagnent l'immersion du corps dans la mer prouveront mieux encore l'influence que cet agent naturel, si simple en apparence, peut exercer sur l'économie : il est en effet peu de moyens thérapeutiques qui modifient aussi puissamment les fonctions de l'économie, au moment même de leur administration, et dont les effets immédiats ou physiologiques soient plus faciles à saisir. Dans l'analyse rapide que nous allons présenter de ces effets, il convient de placer au premier rang la sen-

il ne peut tarder à être classé parmi les moyens les plus actifs de la matière médicale, à cause de son analogie avec le chlore et l'iode; une seule goutte de brome a suffi pour donner la mort à certains animaux.

sation de froid qu'éprouve le corps; sensation qui n'est pas seulement relative à la température plus ou moins basse de la mer, comme on le croit trop souvent, mais que modifient encore et rendent plus ou moins vive le degré d'énergie de la constitution, l'âge, le sexe, l'habitude des bains, etc. A ce phénomène principal, dépendant de la soustraction du calorique, succède un resserrement spasmodique de la peau, en vertu duquel les extrémités capillaires des vaisseaux sanguins et exhalans se crispent et s'oblitèrent; l'organe tégumentaire, modifié dans sa texture, devient pâle, prend un aspect rugueux, mamelonné, et comprime les parties sous-jacentes, comme le prouve la diminution de volume du corps; le sang, chassé des vaisseaux superficiels, reflue avec force vers le cœur et les troncs principaux. Alors la respiration devient courte et irrégulière, la voix, faible et tremblante; on éprouve un état de malaise et comme le sentiment d'un poids considérable sur la poitrine; le pouls devient petit, concentré; quelquefois des symptômes particuliers, tels que le claquement des dents, une sorte d'engourdissement et des crampes dans les membres se manifestent, particulièrement sur les sujets faibles et d'une constitution nerveuse ou irritable. Mais si le bain a été de courte durée, à ces premiers phénomènes, qu'on pourrait appeler de physique générale, succède bientôt un ordre de mouvemens vitaux entièrement opposés.

La peau était froide, pâle, contractée; elle reprend sa chaleur, devient rouge et s'épanouit : les vaisseaux superficiels étaient effacés ; ils reparaissent et se dilatent davantage: la transpiration, insensible, un instant supprimée, est de nouveau provoquée et s'accroît; la respiration s'exerce avec plus d'aisance et de régularité; le pouls acquiert du développement et de l'énergie : en un mot, les forces et les fluides concentrés à l'intérieur se portent à la circonférence et communiquent à toutes les fonctions une activité nouvelle. Cette succession de mouvemens opposés se manifeste, à chaque immersion, pourvu qu'on en ait mesuré la durée à la force expansive de la vie [1].

[1] La durée du bain de mer ne peut être limitée que

Cette description, quoique imparfaite, des effets qui accompagnent l'immersion des corps dans la mer, peut faire présager d'avance l'action que l'usage prolongé de ce moyen doit exercer sur les principales fonctions de l'économie, et particulièrement sur celles qui ont un rapport direct avec l'assimilation et la nutrition du corps; mais avant de nous en occuper en particulier, examinons par quelle voie cette influence se fait sentir aux organes vivans.

par le médecin-inspecteur de l'établissement, puisqu'elle ne varie pas seulement suivant la force, le tempérament, la maladie de chaque individu, mais encore selon la température extérieure, celle de la mer et l'état de calme ou d'agitation de cet élément : généralement, il y a un grand avantage à prendre ces bains très-courts et de quelques minutes seulement; car si on laisse les malades trop long-temps dans l'eau, la réaction ne peut s'opérer facilement, et le bain, au lieu d'augmenter les forces, fatigue et affaiblit. C'est un fait que nous avons malheureusement occasion de constater tous les jours sur les baigneurs, qui, ayant reçu à cet égard une fausse direction, s'obstinent à rester dans la mer au-delà du temps prescrit, sans tenir compte des suites fâcheuses auxquelles les expose souvent leur imprudence.

Presque tous les auteurs qui ont écrit sur les propriétés de l'eau de mer ont pensé que les principes dont elle se compose pénètrent dans l'économie par l'absorption; et c'est ainsi qu'ils ont expliqué ses effets sur les solides et les fluides du corps. Si l'on veut parler de l'eau marine ingérée dans l'estomac, il est facile de concevoir que quelques-uns de ses matériaux arrivent, par cette voie, dans le torrent circulatoire; mais l'opinion dont il s'agit devient au moins problématique en ce qui touche l'eau de mer employée à l'extérieur et sous forme de bain. Si, à défaut d'expériences directes, on consulte l'analogie et les modifications que le froid, en général, fait subir à la peau, on verra qu'il n'est guère probable que l'absorption ait lieu pendant l'immersion du corps dans la mer. En effet, de même que la température atmosphérique, lorsqu'elle est froide, tend à ralentir cette fonction, comme le prouvent le peu de succès de la méthode cataleptique, du virus vaccin porté sous l'épiderme, la cessation de certaines maladies contagieuses, la difficulté de guérir l'hydropisie du tissu cellulaire pendant la saison de l'hiver, de même il paraît que le froid qu'on éprouve dans la mer par son influence sur les tégumens interrompt momentanément cette fonction, et s'oppose à l'admission de tout principe étranger par cette voie; jusqu'à ce que des faits plus positifs aient éclairé ce point important de physiologie, nous sommes donc autorisés à penser que l'action de l'eau de mer est primitivement locale et bornée à la peau, d'où elle se propage ensuite et se fait sentir à tous les systèmes par le moyen des sympathies. C'est donc à l'irritation spéciale produite à la surface des corps, d'une part, par la température du liquide et les substances qu'il renferme, et, de l'autre, par le choc des vagues et l'air maritime, que se rattachent, en dernière analyse, tous les effets de ce genre de médication. Mais considérons maintenant cette médication elle-même, en étudiant d'abord les changemens qu'elle introduit dans les organes digestifs.

1°. *Appareil digestif.*

C'est surtout sur les organes de la digestion que l'influence des bains de mer se montre d'une manière prompte et bien tranchée. Il suffit, en effet, d'un petit nombre d'immersions pour communiquer aux tuniques gastriques plus de force et de vigueur, comme le témoigne le surcroît d'activité qu'éprouvent les fonctions digestives. Ainsi l'appétit s'accroît, la digestion est prompte, et la faim revient plus tôt que de coutume; la tonicité augmentée accélère le cours des alimens dans le tube digestif, et rend en même temps l'absorption plus active sur la surface intestinale, prive le résidu de la digestion des parties liquides qu'il contient, rend les évacuations plus consistantes, et dispose à la constipation : on a même des exemples de diarrhées purement atoniques, qui ont cédé en peu de jours à l'usage seul des bains de mer.

Mais il n'est pas rare que ces bains produisent un effet opposé, lorsqu'il existe un état de torpeur d'où dépend l'accumulation des matières dans le tube intestinal: alors les bains de mer tiennent le ventre libre, rendent les évacuations régulières et préviennent le retour de cette espèce de constipation.

C'est surtout lorsque les fonctions de l'estomac sont languissantes, et que cet organe est frappé de faiblesse ou d'atonie, que ce moyen produit des effets bien sensibles, en excitant l'appétit, facilitant l'élaboration d'une quantité plus grande d'alimens; en rétablissant l'intégrité des facultés digestives. Nous avons en ce moment un exemple frappant de l'utilité dont peuvent être les bains de mer dans les cas de ce genre.

Première observation. Une dame, jeune encore, et qui se recommande autant par le rang élevé qu'elle occupe que par les qualités de son esprit, nous a été adressée depuis peu, pour faire usage des bains de mer sous notre direction. L'examen le plus attentif n'a pu nous faire découvrir d'autre lésion qu'un affaiblissement des organes digestifs, qui dure depuis plusieurs années. A son arrivée ici, cette dame n'avait point d'appétit et digérait très-lentement le peu d'alimens qu'elle prenait; elle était dans un état de maigreur remarquable, accompagnée de faiblesse; le moindre exercice provoquait de la fatigue, des lassitudes que le sommeil ne dissipait qu'imparfaitement. Ce n'est qu'après avoir épuisé tous les moyens que l'art prescrit en pareil cas, et s'être bien convaincu de leur insuffisance, que les bains de mer ont été conseillés.

La malade n'en a pris qu'un petit nombre au moment où nous écrivons, et cependant, son état s'est déjà notablement amélioré; elle a plus d'appétit et digère beaucoup mieux; l'amaigrissement ne fait plus de progrès; le retour des forces permet un exercice convenable; il n'y a plus de lassitude; le sommeil est plus parfait et plus réparateur: en un mot, toutes les fonctions s'exécutent avec une nouvelle énergie, et font espérer que cette malade obtiendra, en peu de temps, une guérison complète et solide.

Il nous serait facile de multiplier les faits de ce genre; mais nous nous bornerons à une observation générale et applicable à tous les cas d'atonie ou de faiblesse des organes digestifs : c'est que les bains de mer seuls ne concourent pas à la guérison, et que l'air des côtes maritimes a aussi une grande part au résultat obtenu.

2°. *Appareil circulatoire.*

Quoique les fonctions de ce système soient

moins accessibles à nos sens que celles qui appartiennent aux organes digestifs, cependant, en observant attentivement ceux qui font usage des bains de mer, depuis quelque temps, on peut se convaincre qu'ils n'agissent pas moins sur la circulation que sur la digestion elle-même. Cette influence s'explique très-bien par le refoulement du sang vers le cœur et les troncs principaux, et par le retour de ce liquide dans le système capillaire, qui a lieu à chaque nouvelle immersion. On conçoit, en effet, que la répétition fréquente de ces oscillations doit accroître la tonicité des vaisseaux, comme l'exercice de tout autre organe augmente son aptitude à remplir ses fonctions.

L'expérience prouve effectivement que l'usage prolongé de ce moyen rend les battemens du cœur et des artères plus forts, plus réguliers; ce qu'on remarque surtout chez les individus affectés de palpitations nerveuses ou de spasmes du cœur et des gros vaisseaux. Dans la plupart des cas semblables, les bains de mer impriment à la circulation un rhythme plus parfait, facilitent l'abord du sang dans les extrémités capillaires, et communiquent enfin à tout l'appareil circulatoire un accroissement de forces et de vitalité.

L'activité communiquée à tout le système sanguin par cet agent naturel s'observe mieux encore sur les jeunes personnes du sexe, chlorotiques, chez les femmes affectées de leucorrées ou d'hémorragies passives. On sait que, dans ces affections, les battemens du cœur et du pouls sont presque toujours faibles et irréguliers; que le sang est pâle, décoloré et manque de consistance; ce qui explique la faiblesse, le teint plombé de la face, les congestions lymphatiques, etc., qu'on remarque fréquemment chez les individus auxquels nous faisons allusion. Au milieu de ce désordre, administre-t-on les bains de mer avec la mesure et les précautions nécessaires, on voit, dans un temps plus ou moins long, le pouls devenir plus fort, plus régulier; le sang plus consistant, plus riche en fibrine [1]; la peau de la figure reprendre

[1] Cette influence des bains de mer sur la consistance et la couleur du sang veineux se manifeste bien évidemment, lorsque l'usage mal entendu ou trop pro-

le coloris de la santé, et l'infiltration des tissus se dissiper par la prédominance du système capillaire artériel. Il nous serait facile de citer plusieurs exemples de la possibilité de ces changemens ; mais nous nous bornerons à un seul fait, qui suffira pour prouver l'utilité des bains de mer dans tous les cas de ce genre.

Deuxième observation. Au nombre des malades qui ont fréquenté les bains de Dieppe pendant la saison dernière, se trouvait une demoiselle âgée de dix-huit ans et qui avait attiré notre attention, tant par la gravité de sa maladie, qu'à cause des précautions qu'il fallait apporter dans l'usage des bains à la lame, qui lui avaient été prescrits. Cette jeune personne offrait les symptômes de la chlorose au plus haut degré; elle avait une répugnance presque insurmontable pour

longé de ce moyen force de recourir à l'emploi de la saignée : dans ce cas, le sang se coagule un instant, après être sorti du vaisseau, et, sous le rapport de la couleur et de la formation de la couenne, on peut le comparer à celui qu'on obtient par la lancette dans les maladies de nature inflammatoire.

tous les alimens ordinaires; elle se plaignait constamment de douleurs vagues qui se fixaient à la tête, au dos, et d'autres fois aux lombes et dans les articulations; on obtenait difficilement qu'elle fît de l'exercice; sa figure, constamment pâle, décolorée, prenait souvent une teinte terne et comme plombée; le pouls était lent et très-faible, et la malade éprouvait des palpitations, de la difficulté à respirer, surtout en montant un escalier ou tout autre lieu élevé. A ces premiers symptômes se joignaient une toux sèche et fatigante, des syncopes assez fréquentes, des pulsations presque continuelles dans la région épigastrique, et un engorgement des extrémités inférieures très-prononcé le soir, et qui diminuait par le repos de la nuit. Le moral participait à l'état d'inertie de toutes les fonctions. Cette jeune personne était triste, mélancolique, indifférente à tout ce qui l'entourait, et refusait de prendre part à toute espèce de distraction.

Cette maladie durait depuis deux ans et avait été causée par la suppression brusque du flux menstruel, que tous les moyens employés en pareil cas n'avaient pu rappeler depuis cette époque.

L'état de langueur et de faiblesse de la malade faisant craindre qu'elle ne pût supporter la mer à sa température naturelle, le traitement commença par des bains de baignoire tièdes, et dont nous diminuâmes la température, jour par jour, jusqu'à 20° R^{r}. [1]. Alors on eut recours aux immersions dans la mer, qui furent continuées pendant deux mois avec quelques intervalles de repos: en tout, cette jeune personne prit trente-cinq bains à la *lame*, qui eurent le résultat le plus satisfaisant, puisque la plupart des symptômes que nous avons décrits n'existaient plus au moment de son départ. En effet, elle avait recouvré l'appétit et la faculté de digérer; ses forces s'étaient améliorées et lui permettaient de faire tous les jours une longue promenade et de se livrer même

[1] Une expérience de sept années, acquise sur plusieurs milliers de malades, nous a convaincu qu'on pouvait, dans tous les cas, baigner à la mer, sans aucun danger, ceux qui supportent bien le bain de baignoire à ce degré de température.

à l'exercice de la danse; la pâleur, le teint plombé de la face avaient disparu, et le pouls, auparavant faible et intermittent, avait acquis une plénitude, une force et une régularité remarquables, qui faisaient présager le retour prochain de la menstruation: nous apprîmes, en effet, que cette fonction importante s'était rétablie quelques mois après le départ de la malade, dont la guérison a été complète et ne s'est pas démentie depuis lors.

Ce fait intéressant, sous bien des rapports, permet, ce nous semble, de constater facilement l'action des bains de mer sur l'appareil digestif et sur le système circulatoire lui-même. En effet, n'est-ce pas à une alimentation plus abondante, à une meilleure composition du sang, à la distribution plus régulière de ce liquide dans les vaisseaux, en un mot, à une sorte de pléthore générale, qu'on doit attribuer les changemens survenus dans ce cas, et notamment le retour du flux menstruel, cause principale de tous les accidens que nous avons mentionnés?

3°. *Appareil respiratoire.*

En poursuivant l'examen des effets que cette médication peut produire sur les organes de la respiration, nous devons en chercher la cause moins dans l'action particulière aux bains eux-mêmes, que dans les qualités propres à l'atmosphère maritime ; nous avons eu occasion d'indiquer ailleurs [1] les propriétés physiques et chimiques de ce fluide, et d'énumérer les causes, soit locales ou générales, qui modifient sa composition; nous n'avons donc à nous occuper ici que de ses effets sur la respiration.

Nous savons déjà qu'au moment de l'immersion du corps dans la mer, cette fonction éprouve un changement remarquable dépendant de l'impression du froid et du poids du liquide sur la poitrine; cette double influence provoque, dans les muscles de cette partie, des contractions plus fortes et plus fréquentes, pour vaincre la résistance qui leur est opposée. On conçoit que cet exercice,

[1] *Voyez* Journal des Bains de mer de Dieppe, ou Recherches et Observations sur l'usage hygiénique et thérapeutique de l'eau de mer. Paris, 1823.

renouvelé tous les jours, augmente à la fin leur puissance, et facilite ainsi une dilatation plus grande du thorax, et l'admission d'un volume d'air plus considérable. Ce premier effet, quoique purement mécanique, n'en a pas moins une influence marquée dans quelques états pathologiques, tels que l'asthme, par exemple; il est rare que l'oppression et la difficulté de respirer chez ceux qui sont atteints de cette maladie ne diminuent pas d'intensité pendant l'usage des bains de mer; et ceux-ci peuvent même à la longue opérer une cure radicale, comme dans l'observation suivante, que nous empruntons au docteur Guigon, de Livourne.

Troisième observation. M. Veigt, négociant, âgé de 44 ans, était tourmenté par de violens accès d'asthme, l'un desquels fut si terrible, que je fus obligé de saigner largement le malade pour l'empêcher d'être suffoqué. Les accès, qui revenaient souvent, malgré les vésicatoires, l'opium et l'éther, furent entièrement détruits par le long usage des bains d'eau de mer. (GUIGON.)

Mais l'air de la mer, quelque opinion qu'on adopte en général sur la décomposition de ce fluide dans les poumons, paraît exercer une influence plus marquée dans les divers actes de la respiration. On sait que, plus l'atmosphère est pure et renferme d'oxigène sous un volume donné, plus elle concourt à assurer les phénomènes qui accompagnent cette fonction importante. Or, nous croyons avoir démontré ailleurs [1] la supériorité, sous ce rapport, de l'air maritime sur celui du continent. Il n'est donc pas étonnant que ce fluide, chargé de principes salins, introduit dans les poumons, rende l'hématose plus parfaite, agisse mieux sur le sang avec lequel il se trouve en contact, et contribue plus efficacement à lui rendre la couleur éclatante dont il a été dépouillé dans le système veineux. On observe, en effet, que les habitans des côtes, soumis à son influence, ont généralement la respiration grande et facile, la circulation régulière, le teint coloré et jouissent d'une énergie vitale dont sont dépourvus les habitans des grandes villes, où le corps semble éprouver une sorte d'étiolement.

[1] *Loc. cit.*

4°. *Assimilation et nutrition.*

Si, comme nous croyons l'avoir suffisamment prouvé, les bains et l'air de la mer introduisent des modifications sensibles dans le mécanisme par lequel s'opèrent la digestion , la circulation et la respiration , on admettra sans peine que ces modifications puissent s'étendre à l'assimilation et à la nutrition elle-même, puisque celles-ci sont la conséquence et comme le complément des premières. Cette médication ne se borne pas , en effet , à produire une plus forte somme de principes réparateurs, à donner au sang une complexion plus riche , à assurer sa distribution dans tous les organes, mais elle semble encore favoriser le mouvement moléculaire de composition dans leur parenchyme, et imprimer ainsi à la nutrition un rhythme plus actif dans les fluides comme dans les solides du corps.

L'activité que communique à cette fonction l'emploi bien dirigé des bains de mer est surtout évidente sur les individus dont les organes sont diminués, amincis dans un état d'oligotrophie. On reconnaît facilement sur eux que l'influence de cet agent établit un mode plus régulier de nutrition; on voit toutes leurs parties prendre plus de volume et plus de force.

C'est par cet artifice que des femmes, qui avaient perdu une partie de leur sein pendant les chaleurs de l'été, le recouvrent en faisant usage des bains de mer, et que d'autres, maigres, épuisées par des pertes habituelles, des transpirations abondantes, reprennent de l'embonpoint et voient reparaître sur leur visage le coloris et l'expression de la santé.

Mais ce n'est pas toujours en augmentant le volume des organes que se manifeste l'influence de ce moyen sur l'assimilation et la nutrition; quelquefois il produit un effet contraire, c'est-à-dire, l'amaigrissement du corps. Toutefois, si on observe avec soin ceux qui éprouvent ce changement, on reconnaît chez eux la présence du tempérament lymphatique ou muqueux; on leur trouve des chairs molles, pâles, comme bouffies, et tous les caractères de cette polysarcie, si fréquente dans les villes populeuses et dans les climats froids et humides;

mais, soit que les bains de mer, en donnant plus de fermeté à la fibre, en resserrant les mailles du tissu cellulaire, nuisent à l'accumulation de la graisse chez quelques individus, soit qu'ils augmentent au contraire l'embonpoint, en activant l'assimilation chez quelques autres, leur opération, quoique différente en apparence, reste toujours la même et conserve toute sa puissance sur la nutrition de nos organes.

Si nous jetons maintenant un coup-d'œil général sur les effets de cet agent curatif, nous verrons qu'ils proviennent de l'action tonique et corroborante qu'il exerce sur l'économie vivante; mais les bains de mer diffèrent, sous ce rapport, des toniques et des excitans ordinaires, en ce qu'ils n'irritent point les voies digestives, ne troublent point les fonctions, et que, plus amis des organes, ils se bornent à maintenir leur harmonie et à rendre leur exercice plus facile et plus régulier.

Mais nous n'aurions qu'une idée incomplète de ce genre de médication, si nous passions sous silence un moyen qui s'y rattache naturellement, la natation dans la mer, exercice familier à tous les peuples de l'antiquité, et qui de nos jours devrait faire une partie essentielle de l'éducation publique. Parmi les moyens de la gymnastique, la natation mérite en effet d'être placée au premier rang, soit pour affermir une conformation saine, soit pour la ramener à l'état normal lorsqu'elle s'en est écartée.

C'est surtout lorsqu'il y a aberration des formes causée ou entretenue par la faiblesse et la paralysie de certains muscles; ou bien lorsqu'il existe une déviation latérale de l'épine qui a changé le centre de gravité, espèce d'incurvation la plus commune, que la natation peut avoir les résultats les plus utiles. Pour s'en convaincre, il suffit d'examiner le mécanisme par lequel elle s'opère dans ce cas particulier, où une convexité dans la région dorsale, à droite, coïncide avec une concavité du même côté dans celle des lombes. Chez ceux qui sont affectés de ce vice de conformation, le côté droit du thorax est généralement plus développé que le côté gauche, tandis que la hanche gauche est plus volumineuse que la droite. Si le corps, dont les deux parties latérales manquent ainsi de symétrie, est plongé dans un liquide, il est évident que la poitrine offrant à droite une aire plus étendue, s'enfoncera moins de ce côté, et que le corps ne pourra reposer sur son plan antérieur, si les muscles qui meuvent les membres abdominaux et thoraciques déploient une égale énergie. Or, dans ces circonstances, ainsi que le fait très-bien observer M. le docteur Pravaz [1], le nageur est conduit, par la seule inspiration de l'instinct, à imprimer aux abducteurs du bras gauche, et, par ceux-ci, aux muscles qui lient l'omoplate à la colonne vertébrale, un degré de contraction inaccoutumé qui puisse soulever le côté correspondant de la poitrine, et faire équilibre à l'excès d'énergie qu'une longue habitude a fait acquérir aux muscles correspondans du bras droit; d'un autre côté, le membre inférieur droit est étendu avec plus de vitesse, pour combiner son action avec celle du bras gau-

[1] Méthode nouvelle pour le traitement des déviations de la colonne vertébrale, précédée d'un examen critique des divers moyens employés par les orthopédistes modernes. Paris, 1827.

che, et soutenir la hanche droite au même point d'immersion que son opposée : or, l'influence qu'exerce sur la conformation de l'épine le concours de ces mouvemens tend à lui donner plus de rectitude et à effacer la concavité qu'elle présente dans la région dorsale. D'autres résultats tout aussi importans sont produits par la nécessité où est le nageur de conserver l'équilibre dans une position favorable à la respiration. Les muscles extenseurs du cou et de la partie supérieure du rachis se contractant pour maintenir la tête élevée au-dessus du liquide, acquièrent par cet exercice un surcroît d'énergie ; d'une autre part, le nageur faisant de grandes et longues inspirations pour augmenter la capacité de la poitrine et diminuer la pesanteur spécifique du corps, il en résulte également une augmentation de forces dans les muscles intercostaux qui tendent à relever les côtes affaissées, et à atténuer ainsi l'une des suites les plus fâcheuses des déviations de l'épine.

On voit donc que, sans calcul, sans aucune sorte d'attention, le nageur est invité à déployer précisément le système de force le plus propre à combattre les causes de la difformité dont il peut être affecté, mais il y a plus : lors même qu'aucun des avantages que nous venons de signaler ne serait réel, la natation deviendrait encore utile par la position horizontale ou inclinée qu'elle donne au corps, puisque, dans cet état, le point de l'épine incurvé se trouve momentanément soustrait aux effets de la pesanteur qu'exercent sur lui les parties supérieures, dans la station ordinaire ou dans les mouvemens de progression.

DEUXIÈME PARTIE.

DES EFFETS DES BAINS DE MER DANS LE TRAITEMENT DES VICES DE CONFORMATION DU TRONC ET DES MEMBRES.

C'est en produisant des effets analogues à ceux que nous avons décrits dans la première partie de ce Mémoire, que les bains de mer et la natation sont d'une haute utilité dans le traitement des déformations du rachis, du thorax et des membres; et l'on n'en sera pas surpris, si l'on jette maintenant un coup-d'œil sur l'étiologie de ces déviations.

Les individus affectés de difformité, présentent tous à un plus ou moins haut degré les traits d'un tempérament lymphatique et d'une constitution molle et faible. Ainsi, on les remarque particulièrement dans la première ou la seconde enfance, dans le sexe féminin, dans les lieux où règnent des influences générales, propres à développer le système lymphatique au détriment du système sanguin, dans ceux où une atmosphère débilitante amollit et énerve les tissus, et imprime à la constitution le cachet du tempérament muqueux. Des chairs molles et bouffies, une peau mince et blafarde, des cheveux blonds, un système musculaire à peine prononcé, des os grêles : tels sont les principaux caractères que l'on rencontre chez ces malades. Souvent la maigreur et le peu de développement des membres ou le défaut de proportions entre leur volume et leur longueur indiquent clairement un vice de la nutrition et une débilité dans toutes les fonctions qui concourent à cet acte important. Les scrofules, le rachitis, dans lesquels à des désordres particuliers des organes sont toujours jointes la prédominance du système lymphatique et la langueur des fonctions nutritives, sont, comme on le sait, une cause fréquente de difformités. Toutes les causes débilitantes, qu'elles tirent leur source des parens ou des agens extérieurs qui entourent l'enfant après sa naissance; qu'elles dérivent de la constitution primitive des organes ou de circonstances purement accidentelles dans le régime, les habitations, le genre de vie, les maladies, etc., peuvent donner lieu à des déformations des os du tronc et des membres. La charpente du corps, mal solidifiée alors et mal soutenue, cède à l'effort de la pesanteur et fléchit sur elle-même dans les sens que déterminent les attitudes habituelles du corps et les courbures naturelles des os; l'effort nutritif, incapable de surmonter la force de pression qui s'oppose au développement moléculaire des organes courbés, obéit à cette influence toute mécanique, et l'impulsion vicieuse donnée à ses matériaux perpétue une défectuosité dont les progrès sont en raison directe de la faiblesse des soutiens organiques et du poids qu'ils ont à supporter.

C'est surtout lorsqu'une croissance rapide a lieu chez un sujet dont l'énergie vitale n'est pas en rapport avec ce grand développement en longueur, que le tronc se courbe de diverses manières, parce que, d'une part, les matériaux de la nutrition manquent pour l'accroissement en épaisseur, ce qui diminue d'autant la solidité, et d'une autre part, parce que la superposition des molécules multiplie les forces de la pesanteur, tandis que les muscles allongés et amincis sont moins en état de lui faire équilibre. Les difformités si communes des vieillards coïncident comme celles qui se développent dans la jeunesse, avec le peu d'activité du travail nutritif et la faiblesse du système musculaire. A tout âge, une lésion des forces nutritives, qui prive les organes ou les ligamens de leur consistance et de leur solidité naturelles, une altération des forces musculaires qui diminue ou éteint la contractilité volontaire, peuvent être suivies de difformités dans diverses parties du corps, mais surtout dans la colonne vertébrale.

C'est ainsi qu'à la suite de la grossesse et des couches, les vertèbres lombaires et leurs ligamens s'infléchissent parfois sous le poids du corps; que la paralysie des muscles de la région postérieure du col, dans l'âge adulte, détermine la flexion vicieuse de la tête et des vertèbres cervicales, comme nous en rapporterons plus loin un exemple remarquable. C'est encore par l'affaiblissement des facultés nutritives qu'elles déterminent, que les maladies longues sont souvent suivies de difformités, particulièrement chez les jeunes sujets.

Si l'étude des causes des déformations nous montre d'une manière si évidente la nature asthénique de ces lésions, l'état des organes et des fonctions chez les sujets qui en sont affectés ne la dénote pas moins clairement : les viscères de la digestion sont particulièrement frappés d'atonie; l'appétit est peu prononcé ; les alimens sont ingérés en petite quantité ; leur dissolution lente et pénible ; le moindre écart de régime est suivi de douleurs d'estomac ou de coliques, et cette inertie des forces d'assimilation rend la répartition imparfaite. Le sang, qui reçoit peu de matériaux, est pauvre et peu abondant : de là, la pâleur générale, la petitesse du pouls, la débilité du système musculaire ; la trame des organes eux-mêmes est faible, et manque de la densité et de l'épaisseur qui caractérisent un corps robuste et bien nourri ; les fluides abondent dans leur texture ; la partie solide est au contraire rare et ténue ; les cavités aréolaires des tissus, larges et multipliées, sont séparées par des filières et des lames minces et peu consistantes. Ces caractères sensibles à l'extérieur dans la membrane tégumentaire se remarquent également dans les organes intérieurs, et jusque dans les os, dont le tissu spongieux raréfié, gorgé de sang veineux, est composé de lames minces et fragiles, séparées par de grands vides qu'occupent les fluides, tandis que leur substance compacte forme une écorce beaucoup plus mince et moins résistante que dans l'état sain. Cette disposition vicieuse du squelette rend raison de la facilité avec laquelle les os et les ligamens se courbent et plient en prenant des formes qui s'éloignent de la conformation naturelle; désordres qui dérivent uniquement, comme nous l'avons déjà remarqué, de l'atrophie d'une partie du système osseux et ligamenteux, déterminé par la pression du poids du corps et par la langueur générale de la nutrition.

Il nous serait facile de montrer le rôle important que jouent ces deux phénomènes morbides dans la production de tous les vices particuliers de conformation [1];

[1] Ne pouvant entrer ici dans les détails, nous ren-

mais ces considérations générales suffiront pour faire comprendre qu'une constitution forte en est le meilleur préservatif, et que tout doit tendre, dans le traitement des difformités de toute espèce, soit que l'on veuille les guérir, soit que l'on se borne à en arrêter les progrès, à fortifier les organes, à favoriser l'assimilation, à activer la nutrition : c'est ainsi que les difformités s'arrêtent d'elles-mêmes, lorsque, par les seuls progrès de l'âge et par le développement naturel des

voyons aux ouvrages publiés dans ces derniers temps sur cette partie de l'art médical, et notamment à ceux que nous devons, en France, à MM. Portal, Dubois, Boyer, Dupuytren, Marjolin, Delpech, Pravaz, La Chaise, Bégin, Sanson, Duval, Maisonabe, etc.

Nous ferons surtout une mention particulière des leçons orales sur l'orthopédie spécialement appliquée aux déviations de la taille, dans lesquelles notre estimable confrère, le docteur Bouvier, a présenté des vues entièrement neuves et des connaissances approfondies sur cette matière importante. Les exemples de guérison rapportés par ce médecin, agrégé en exercice à la Faculté de Paris * prouvent, à la fois, l'utilité de l'établissement qu'il dirige à Chaillot, et l'importance des traitemens mécaniques, lorsqu'ils sont employés avec l'habileté et la réserve convenables.

* *Voyez* Collection des thèses de la Faculté de Paris, n. 67, année 1828.

organes, la constitution s'est améliorée et que les os et les ligamens ont pris une force suffisante pour conserver les formes qu'ils ont acquises; c'est ainsi que l'on parvient souvent, par l'usage des bains de mer et par l'emploi bien dirigé des moyens hygiéniques, à suspendre dans leurs progrès, ou même à dissiper complètement des difformités commençantes, par suite du changement que ces moyens opèrent dans les forces générales et dans la constitution des solides et des fluides.

Si l'on compare maintenant les effets des bains de mer, tels que nous les avons décrits plus haut, avec les caractères généraux des difformités que nous venons d'exposer, on sera frappé de l'opposition qui existe entre les influences qui produisent ces dernières, et les résultats de l'emploi des premiers.

En effet, nous savons que les bains de mer facilitent l'exercice de la digestion et de la respiration, impriment à la circulation du sang un mode plus régulier, et qu'ils favorisent ainsi l'assimilation et la nutrition dans les organes; nous savons également que l'usage prolongé de ce moyen tend à exciter dans l'économie une sorte de pléthore générale, à faire prédominer le système artériel aux dépens des systèmes veineux et lymphatique, en un mot, qu'il communique à toute la constitution un nouveau degré de force et d'énergie, capable de triompher de la plupart des affections chroniques qui ont pour cause un état d'asthénie locale ou générale du système.

D'un autre côté, nous avons vu, en étudiant les causes les plus ordinaires des vices de conformation, qu'elles agissent au contraire sur les fonctions digestives et assimilatrices, de manière à troubler leur exercice, à diminuer la somme des principes réparateurs, et à atténuer ainsi l'énergie et l'activité nutritives.

Faut-il s'étonner, après ce parallèle, dont la justesse ne saurait être contestée, qu'on obtienne journellement des bains de mer des succès qu'on attendrait vainement de tout autre moyen dans le traitement des maladies qui altèrent la conformation naturelle du corps ? Et n'est-ce pas ici que nous pouvons faire une juste application de cet aphorisme des anciens : *Contraria contrariis curantur ?*

Puisque nous venons de parler des médecins de l'antiquité, faisons observer qu'ils n'ignoraient pas l'importance et l'efficacité des bains de mer contre les affections qui nous occupent. En effet, un grand nombre d'entre eux en ont recommandé l'emploi, surtout contre celles de ces affections qui reconnaissent pour élément principal les vices rachitiques et scrophuleux ou toute autre dégénération lymphatique. A une époque moins éloignée de nous, Russel et Hunter plaçaient ce moyen au premier rang des agens propres à fortifier la constitution; Buchan a cité un grand nombre de faits à l'appui de cette opinion; le docteur Wilson dit avoir vu, dans ce cas, le bain froid produire une amélioration sensible, et souvent obtenir un succès complet; Cullen n'a pas craint d'affirmer, dans son Traité de médecine, que ce moyen est le seul qui lui ait paru d'une utilité réelle contre les scrophules et les nombreuses dégénérations qui en sont fréquemment la suite; enfin il est devenu en quelque sorte la clef du traitement du rachitis, en Angleterre et en Allemagne, où cette maladie est presque endémique.

En France, l'utilité des bains de mer contre les vices de conformation qui affectent le tronc et les membres, a été constatée également par des faits aussi nombreux que concluans ; nous nous bornerons à rappeler les observations de ce genre recueillies à Cette, par le professeur Delpech, à Livourne par le docteur Guigon, à Marseille par le docteur Robert, et enfin celles de M. Boquis, médecin à Saint-Tropez.

Mais rien ne prouve mieux peut-être la haute confiance qu'on accorde aujourd'hui à ce moyen, que le grand nombre de malades qui affluent de divers points à Dieppe, attirés, à la fois, par le récit des guérisons obtenues et les charmes d'une localité des mieux appropriées; il est peu d'établissemens qui offrent, à l'égal de celui de Dieppe, tout ce qui peut concourir à assurer le succès des bains de mer, en général : en effet, l'heureuse disposition de la plage, la supériorité incontestable de la *lame*, l'élégance et la commodité des galeries qui servent de promenade aux malades, d'une part; et, de l'autre, l'hôtel des bains où les douches ascendantes et descendantes peuvent être administrées à tous les degrés de force et de température que réclame chaque cas particulier; tout semble réuni pour maintenir la vogue et la prospérité croissante de cet établissement, sous la protection spéciale de l'auguste princesse dont il porte le nom et que ses bienfaits ont fait surnommer, à si juste titre, la Providence du pays [1].

[1] Une plume plus digne que la nôtre de célébrer la bonté et la bienfaisance dont S. A. R. Madame, duchesse de Berry, a donné tant de preuves, pendant son séjour aux bains de Dieppe, s'est déjà acquittée de ce soin, avec un talent bien remarquable, dans un article inséré au *Journal des Débats*, du 9 septembre 1826; cet article peint S. A. R. Madame, avec des traits si ressemblans, que nous avons cédé au besoin de le reproduire ici textuellement. L'auteur de cet article a gardé l'anonyme; mais à l'élégance et à la chaleur de son style, on reconnaîtra sans peine l'écrivain éloquent dont la voix vient de s'élever à la tribune nationale pour défendre la cause de l'honneur et de la patrie.

« La ville de Dieppe voit avec regret la saison des bains approcher de son terme. Cette ancienne petite cité, près de laquelle les Romains et les Normands ont laissé des traces de leur passage, où Richard-Cœur-de-

Mais c'est surtout lorsqu'on considère ces conditions locales par rapport aux malades

Lion et Philippe-Auguste, Henri IV et Mayenne, la duchesse de Longueville et Mazarin combattirent; qui donna Duquesne à Louis XIV et à la France; dont les murs virent M. de Châteaubriand s'essayer, dans les derniers jours de la monarchie, au métier des armes; cette cité, autrefois enrichie par le commerce et la pêche, était, dans les derniers temps, déchue de son importance. Des concurrences favorisées, son port, que les alluvions de l'Océan obstruent, mille causes la faisaient languir. Maintenant elle a changé de face; l'étranger, qui ne l'a pas vue depuis quelques années, la croirait rajeunie. Des boutiques plus riches animent ses longues rues; de nouveaux monumens les décorent. Un théâtre, que M. l'ingénieur Frissard vient de construire, fait honneur à ce savant officier par l'élégance de l'architecture, l'habile distribution de la salle, la convenance des proportions, le goût parfait des ornemens.

» L'édifice consacré aux bains chauds est assez vaste pour que son salon puisse recevoir la foule des baigneurs rassemblés pour la danse ou le jeu. Trois pavillons qui règnent sur la plage, réunis par une longue galerie, composent un établissement de bains de mer sans rival sur les deux bords de la Manche. Rien ne peut donner l'idée du coup-d'œil magnifique dont on jouit sous ces arcades légères, que dominent, d'un côté, Dieppe et son vieux château, et ses falaises escarpées;

dont nous nous occupons particulièrement, qu'on en sent mieux encore la haute utilité.

que baigne, de l'autre, la mer sans bornes, et que souvent la tempête bat de ses flots en furie. L'étranger passe là des journées à contempler cette grande scène, tantôt regardant près de soi les baigneurs épars sur le rivage, tantôt suivant de l'œil, jusque dans les nuages de l'horizon, les navires qui sortent du port ou se hâtent d'y rentrer. On a compté deux mille curieux pressés à la fois dans cette ville naguère triste et presque déserte, qu'on prendrait aujourd'hui, à tant de mouvement et de vie, pour un faubourg de Paris, si l'air de contentement et de liberté que tout y respire n'annonçait un lieu de plaisance. Toutes les classes profitent de cet heureux changement; les habitudes de l'aisance pénètrent peu à peu partout; les misères d'une longue décadence vont s'oubliant; la richesse découvre des sources nouvelles et de plus abondans canaux pour arriver à ces bords maltraités de l'Océan. Faut-il dire à qui tous ses biens sont dus? Les prospérités de Dieppe sont des créations de MADAME, Duchesse de Berry, comme Brighton et ses magnificences sont l'œuvre du roi Georges IV. Heureux les princes! des trésors sortent de terre sous leurs pas.

« MADAME paraît jouir de son ouvrage, et la reconnaissance, dont elle recueille de tous côtés les tributs, ne peut que l'attacher à une ville qui doit lui rendre, par son affection, le bonheur qu'elle a donné par sa présence. C'est une chose rare que le sentiment uni-

L'expérience nous a appris en effet combien il importe dans ce cas de varier la tempéra-

versel de satisfaction qui se lit dans les traits de la population entière, qui se manifeste dans toutes les conversations, qu'entretiennent, il est vrai, les soins d'un administrateur cher et respecté, M. le baron de Viel-castel, recommandé d'avance par la noblesse de son caractère à l'estime publique. C'est surtout une chose touchante que l'accord des habitans de tous les états et de toutes les opinions pour redire les louanges de la jeune princesse, dont la venue a tout embelli. On est frappé de voir ici les bénédictions empressées et unanimes, comme le sont trop souvent les doléances.

» Madame charme tout le monde par beaucoup de bienveillance et non moins de simplicité. Nul faste ne l'entoure : sa Maison n'est composée que de quelques personnes, et toutes font aimer cette petite cour si peu éclatante et si polie. La princesse n'a point d'escorte ; rien n'est moins rare que de rencontrer S. A. R. à pied, sans toilette, allant jouir du spectacle de la mer, ou faisant ses emplètes et multipliant partout ces questions attentives qui ne manquent jamais d'aller au cœur de ceux auxquels une bouche royale les adresse. Sa présence, qui anime tout, ne fait pas un bruit importun pour quiconque vient chercher, loin du monde de Paris, les douceurs de la retraite. Il est également facile de vivre dans la solitude et d'approcher l'auguste mère du jeune héritier de la couronne. Madame mène la vie de baigneuse, distinguée seulement de la foule

ture de l'eau de mer, selon le degré de faiblesse du sujet, et d'en diriger l'action plu-

par les hommages qui vont malgré elle au-devant de ses pas. Tous les matins, quel que soit le temps, elle se rend à la mer. De petites tentes, distribuées sur la plage, attendent les abonnés. Une flamme blanche distingue celle de S. A. R. Bientôt la Princesse paraît dans son vêtement de laine brune, comme les autres femmes, et ses longs cheveux flottans, suivant l'ordonnance du médecin des bains. Sa gaicté, au moment où les vagues viennent en grondant la saisir, ravit tous les spectateurs qui semblent lui savoir gré de s'amuser comme eux. La natation, dans laquelle ses succès ont été rapides, est pour elle un divertissement plutôt qu'un exercice. Avant MADAME, la mère d'Henri IV posséda ce talent. Le soir, la Princesse va au théâtre, ou paraît un moment aux bals qui ont lieu deux fois la semaine, par souscription. Quelquefois aussi des invitations particulières réunissent dans ses appartemens la plupart des habitans et des étrangers. Le dimanche, tout le monde est admis au cercle de S. A. R. On vante, dans la manière dont chacun est accueilli, cette bienveillance qui est la grâce des princes, et cet à-propos, cette sûreté de mémoire, qui sont l'esprit de ce haut rang.

» Le milieu du jour a été d'ordinaire rempli par des fêtes où MADAME n'a sur les autres spectateurs d'autre avantage que de paraître en mieux jouir. Ce sont des évolutions, des joutes, des combats, des danses, sur

tôt sur tel point du corps que sur tel autre; combien l'exercice est utile pour aider la

terre ou sur eau. De loin à loin, MADAME sort avec sa flottille, et, suivie des yeux par toute la population qui reste pressée le long du rivage, elle promène le pavillon de France sur ces flots qu'elle a, comme Guillaume-le-Conquérant, le rare privilége de pouvoir impunément parcourir. Une musique militaire l'accompagne; le canon mêle aux fanfares ses bruits guerriers. Depuis l'impératrice Mathilde jusqu'à nous, les mêmes flots ont fléchi sous la nef de bien des personnes royales; mais l'infortunée reine d'Angleterre, femme de Charles Ier, était la dernière princesse du sang de France qui eût navigué dans ces parages, consacrés, depuis la Restauration, par de plus doux auspices. La plupart du temps, ce sont des courses à terre qui occupent ces journées. MADAME accorde des visites aux châteaux du voisinage; ou bien, elle parcourt les belles ruines qui conservent, dans cette contrée tout historique, les souvenirs, et, en quelque sorte, les traditions des vieux siècles de la monarchie; ou bien encore, d'autres lieux appellent les pas de la Princesse, ceux où le malheur reçoit assistance des mains de la charité. Hier, S. A. R. porta aux malades de l'hospice la consolation de sa présence et de ses secours; aux bonnes sœurs, l'encouragement de ses exhortations et de ses louanges. Le jour précédent, la tempête, déchaînant toutes ses fureurs, avait, après un long calme, donné un spectacle nouveau, mais terrible : pour le contempler, il fallait bra-

réaction vitale, et rappeler la chaleur que le bain a fait perdre; enfin combien un air pur

ver toutes les rigueurs d'une pluie battante, d'affreuses bourrasques, des flots d'écume, que les vagues brisées au pied des digues jetaient au loin à bouillons épais. On était ainsi assailli d'eau de tous côtés. MADAME ne s'effraya point de l'orage : elle charma même tous les matelots par son intrépidité en osant atteindre, appuyée sur le bras de M. le comte de Brissac et la tête mal défendue par une toque écossaise, l'extrémité de la jetée, que les mariniers mêmes avaient abandonnée depuis long-temps à la lame écumante. On pouvait croire qu'il n'y avait qu'une curiosité courageuse dans le long séjour de la princesse au milieu des horreurs de la tempête; mais cette partie de plaisir, toute nouvelle, cachait une bonne action. Comme tous les témoins de cette scène suppliaient S. A. R. de songer à une santé auguste et chère, MADAME fut entendue, qui leur répondait simplement : « Ne voyez-vous pas que, s'il » arrive malheur aux navires qui tentent de rentrer, » on fera davantage pour tout sauver tant que je » serai là ? »

» Trois bâtimens étaient alors en vue, luttant avec des périls infinis contre la violence des vents et des flots, pour saisir l'entrée du port. Tous trois parvinrent, au milieu des cris de joie de tous les mariniers de la ville et de leurs femmes, de leurs enfans long-temps glacés de crainte, à vaincre la tempête et à pénétrer dans les bassins. MADAME alors rentra dans sa maison :

et vivifiant, comme celui qu'on respire à Dieppe, peut ajouter aux effets qu'on ob-

elle avait veillé sur eux. Un quatrième navire survint. Il touchait au terme de ses dangers, quand une lame immense le couvre et semble l'engloutir. On le croyait perdu. Bientôt il reparaît. Mais un vieillard qui achevait sa dernière course et venait se vouer au repos, le patron, n'était plus au gouvernail. Il avait été emporté par la vague furieuse à la vue de sa femme et de son fils qui lui tendaient les bras sur la jetée. L'auguste Caroline apprit cette catastrophe et contremanda aussitôt un bal qu'elle devait donner le soir même. La fille de Henri IV n'aurait pas su se réjouir, quand la douleur s'asseyait d'une façon si affreuse au foyer d'une maison de ce faubourg du Polet qui eut la gloire d'être secourable au Béarnais.

» La bonté de cette princesse a cela d'attachant qu'elle est féconde en raffinemens ingénieux, et qu'on y reconnaît pourtant toujours un entraînement de cœur. Il y a peu de jours, MADAME avait désiré entendre une jeune personne aveugle depuis son enfance, qui possède sur le piano un talent rare. S. A. R. lui destinait un riche présent. Elle voulut choisir elle-même, dans le premier de ces ateliers d'ivoirerie qui font la gloire de Dieppe, des vases d'un grand prix; mais il fallait s'assurer que ce don serait agréable à celle qui devait en être honorée; et la Princesse imagina de fermer les yeux, de faire son choix au toucher, de prendre aussi les formes dont une aveugle pouvait mieux apprécier

tient de cette médication. Des motifs aussi importans expliquent mieux que la mode, dont bien des gens veulent voir l'influence

l'élégance et le fini. Ce sont là des choses que l'ame seule peut inventer. On y retrouve cette délicatesse charmante et cette exquise bonne grâce que les Bourbons semblent se transmettre avec leur noble sang.

»Nous ne parlerons pas de la bienfaisance de S. A. R.: c'est encore une vertu de famille. Ici, on célèbre une foule de traits touchans, de fortes aumônes, des secours prodigués à l'infortune. MADAME aime à chercher l'indigence honteuse, ce malheur, le plus grand de tous, qui rougit de son nom, et s'aggrave par cette noble pudeur. L'étranger même a vu une main secourable s'étendre sur ses plaies et les fermer. Toujours délicate, cette bienfaisance a aussi la gloire d'être intelligente. Les vues élevées se joignent aux sentimens généreux. Dieppe renferme une nombreuse population de prolétaires dont les bras restent oisifs, dès que les besoins de la pêche ne leur donnent point de travail; et avec le travail manque le pain. L'industrie serait un champ toujours fertile qui pourrait les nourrir; mais Dieppe n'en possède pour ainsi dire aucune. MADAME a résolu de créer une branche nouvelle d'occupations et de revenus : une fabrique a été fondée par elle, comme l'eût été un monastère par ses aïeux. Déjà près de cent jeunes filles, disputées par son bienfait à l'oisiveté et à l'ignorance, c'est-à-dire au vice et à la misère, apprennent le secret de donner dans la fabrication de la dentelle,

partout, la préférence accordée à cet établissement dans tous les cas de maladies graves qui réclament l'emploi des bains de mer;

aux ateliers français, la supériorité revendiquée par quelques-uns de nos voisins.

» De tels actes multipliés chaque jour, et souvent plus dignes d'être écrits que ceux qui viennent de se rencontrer sous notre plume, expliquent suffisamment le sentiment universel que l'auguste mère du duc de Bordeaux a fait naître dans toute la contrée. Les Anglais, nombreux ici, retrouvent avec surprise sur le continent, et dans la monarchie de Louis XIV, cette simplicité qu'ils ne croyaient familière qu'à leurs princes. Ce qui les étonne davantage, disait l'un d'eux ces jours derniers, ce sont les unanimes respects dont le tribut entoure partout une grandeur qui se cache. Cette jeune princesse, chérie pour son affabilité, règne par le seul pouvoir de sa naissance : c'est qu'une race de Rois, qui marche à la tête du même peuple depuis près de mille ans, peut déposer ses pompes, mais non pas son empire. Il y a tout un cortége de souvenirs qui ne la quitte jamais; et c'est là le glorieux avantage de toutes les princesses qui brillent aujourd'hui sur les marches du trône; que toutes les filles de Louis XIV, celles mêmes qui n'ont pas vu le jour sous notre ciel, étaient Françaises comme ce grand nom, avant de nous appartenir par les plus doux devoirs, et, issus des Bourbons de tous les côtés, les rois de nos fils n'auront dans les veines que du sang français. »

mais les observations que nous avons recueillies, et par lesquelles nous terminerons ce travail prouveront mieux que tous les raisonnemens les services que cet établissement a rendus à la médecine pratique, et surtout l'utilité dont il peut être aux malades atteints de vices de conformation.

Quatrième observation. — (Douze ans ; constitution faible ; commencement de déviation latérale de l'épine compliquée d'épistaxis ; guérison complète après trois saisons de bains de mer et l'emploi des douches froides).

Mademoiselle ***, âgée de douze ans, d'une constitution délicate, ayant les cheveux noirs, la peau brune et terne, les dents fort mauvaises, mais n'offrant aucun signe de scrophules, nous fut adressée à Dieppe, en 1824; nous apprîmes qu'elle avait éprouvé, six mois auparavant, une rougeole accompagnée de symptômes graves, et à la suite de laquelle un accroissement très-rapide s'était opéré. Cette jeune personne, au moment de son arrivée aux bains, était dans un état de maigreur et de faiblesse remarquable, entretenu d'une part par des digestions lentes et imparfaites, et, de l'autre, par des hémorragies nasales fréquentes ; la maigreur était particulièrement sensible dans le dos et les membres, dont les muscles étaient à peine développés ; les épaules étaient extrêmement saillantes, en forme d'ailes ; la droite plus élevée que celle du côté opposé, et l'épine dorsale offrait une propension marquée à se dévier au niveau de la première vertèbre lombaire et dans le sens latéral du corps.

C'est dans cet état que la malade commença l'usage des bains de mer tièdes, dont la température fut diminuée graduellement jusqu'à 20° R^{r}.; alors on eut recours aux bains à la *lame*, à la natation, avec la précaution de borner d'abord cet exercice aux membres gauches et de diriger l'effet de la vague sur la partie postérieure du tronc; plus tard, les douches froides furent administrées sur les mêmes parties : ces moyens, continués pendant deux mois avec quelques intervalles de repos et secondés par un régime tonique, produisirent un changement remarquable sous le rapport des forces générales et de l'état vicieux des parties, que nous avons décrit. Cette demoiselle avait acquis de l'embonpoint et une meilleure coloration de la peau ; ses muscles plus forts lui permettaient de se livrer sans difficulté à tous les exercices convenables; l'hémorragie nasale avait cessé; les épaules étaient plus rapprochées du rachis, qui avait repris à peu près sa forme naturelle. Malgré cette amélioration sensible, la malade continua deux ans encore le même traitement, au moyen duquel elle a encore beaucoup grandi, sans cesser de se fortifier, et d'avoir une taille régulière et bien faite.

Cinquième observation. — (Sept ans ; tempérament lymphatique ; commencement de déviation de la colonne vertébrale, compliquée du gonflement des glandes du cou ; guérison par deux saisons de bains, et l'usage de l'eau de mer en boisson).

Mademoiselle ***, provenant de parens d'une constitution faible, et dont la mère avait éprouvé autrefois divers symptômes scrophuleux, fut dirigée sur les bains de Dieppe en 1826. Cette enfant, âgée de sept ans, grandissait difficilement; elle avait les cheveux blonds, la peau très-blanche, et offrait tous les caractères du tempérament lymphatique au plus haut degré. Presque toutes les glandes du cou étaient dures et gonflées ; mais ce qui avait surtout inspiré de vives inquiétudes aux parens, c'était un commencement de torsion de l'épine, qui existait depuis plusieurs mois. Ce vice de conformation, quoique peu avancé dans ses progrès, rendait pourtant la démarche gauche, embarrassée, et privait la petite malade de la plupart des jeux et exercices familiers à son âge.

Les bains tièdes et ensuite pris en pleine mer, les douches sur le rachis, et l'eau de mer en boisson, à la dose d'un demi-verre, matin et soir, continués pendant deux mois, eurent des résultats si satisfaisans chez cette jeune personne, qu'on pouvait regarder sa guérison comme achevée au moment de son départ. En effet, les engorgemens glanduleux étaient effacés, elle avait repris de la force et de l'agilité, et l'épine n'offrait plus rien d'inquiétant : cependant cette enfant fut ramenée aux bains l'année suivante, et ce second traitement, pendant lequel elle grandit sensiblement, l'a préservée d'un vice de conformation qui, abandonné à lui-même, eût probablement dégénéré en une véritable gibbosité.

Sixième observation. — (Treize ans; constitution cachectique; paralysie des muscles situés à la partie postérieure du cou, suivie de la chute de la tête en avant; guérison.)

Mademoiselle ***, âgée de treize ans, d'une constitution cachectique qui s'annonçait par la maigreur, la teinte plombée de la figure, la carie des dents, etc., avait toujours eu une mauvaise santé, lorsqu'elle fit une chute de cheval, dont les effets se firent particulièrement sentir sur les muscles placés à la partie postérieure du cou. Lorsqu'elle nous fut présentée à Dieppe, au mois de juillet 1823, l'affaiblissement était tel, que, les muscles extenseurs ne pouvant retenir la tête, elle cédait à son propre poids, et retombait sur la poitrine, le menton collé contre le thorax, tandis que les vertèbres cervicales formaient une saillie considérable en arrière. Dans cet état, le conduit aérien comprimé menaçait la malade de suffocation et de congestion vers le cerveau, ce qui rendait nécessaire un support artificiel lorsqu'elle voulait se lever et marcher. Dans la vue de prévenir le retour de ces graves accidens, M. le professeur Royer avait fait construire un appareil très-ingénieux, et qui consistait dans une espèce d'étrier relevant le menton à l'aide d'une tige recourbée, dont le point d'appui existait dans une ceinture placée autour du corps.

Il serait trop long d'énumérer les divers traitemens employés tant en France qu'en Angleterre, où ce vice de conformation s'était déclaré. A son arrivée ici, la malade portait deux cautères sur la partie postérieure du cou; mais ils n'avaient produit, ainsi qu'un grand nombre d'autres stimulans, aucun résultat satisfaisant, et la maladie n'avait rien perdu de son intensité, lorsque nous fîmes commencer l'usage des bains de mer, conseillés par M. le docteur Korref. La malade en prit vingt-cinq ou trente pendant cette première saison; ils furent suivis d'une amélioration très-remarquable: les muscles extenseurs avaient évidemment plus d'énergie, puisqu'ils pouvaient lutter contre leurs antagonistes et relever la tête ; mais cet effort n'était pas de longue durée, et la contractilité, bientôt épuisée, obligeait de recourir de nouveau au support artificiel. Ce succès, quoiqu'incomplet, pouvait faire présager une cure radicale qui eut lieu effectivement la saison suivante, pendant laquelle la malade prit jusqu'à quatre-vingts bains : non-seulement nous eûmes la satisfaction de la voir marcher et relever la tête sans le secours de son appareil, mais sa constitution avait acquis de la force, et la menstruation s'était établie sans orage. Cette guérison fit grand bruit dans le temps parmi les étrangers qui étaient à Dieppe, bien qu'au fond elle ne fût pas plus remarquable que celles que nous obtenons annuellement dans divers cas de paralysie qui ont résisté à d'autres moyens.

Septième observation. — (Quarante ans; tempérament nervoso-sanguin; hémiplégie du côté gauche ; déviation de la tête à droite; guérison après une seule saison de bains à la *lame*.)

Cette observation qui offre, sous divers rapports, une grande analogie avec la précédente, a été recueillie sur un homme de quarante ans, d'un tempérament nerveux et sanguin, affecté, depuis trois années, d'hémiplégie du côté gauche. Les eaux thermales de Bourbonne, dont il avait déjà fait usage, lui avaient procuré une grande amélioration; mais il lui était encore impossible de marcher seul et sans le secours d'un bras ou d'une canne, lorsqu'il arriva à Dieppe : le muscle sterno-cléido-mastoïdien gauche, ayant perdu sa force contractile, n'agissait plus sur la tête qui était ainsi attirée du côté droit par la contraction permanente de son antagoniste. Quelque effort que le malade fît, dans quelque position qu'il se placât, cette espèce de torticolis existait toujours, quoique les moyens les plus actifs eussent été employés pour le combattre. C'est dans cet état que M. *** commença les bains à la mer, après avoir subi une saignée qui nous parut indiquée tant par son tempérament qu'à cause de la force et de la plénitude du pouls. La vague dirigée tous les jours, pendant un mois, sur la partie gauche du corps, et notamment sur le cou, jointe à la douche froide sur les mêmes parties, rétablit à la fin la contractilité dans les muscles affectés, et fit cesser l'impotence ainsi que le vice de conformation. Avant son départ, ce malade se rendait à l'établissement, faisait de longues promenades sans aucun secours étranger, et ayant la tête parfaitement droite.

Huitième observation. — (Huit ans; tempérament lymphatique; tumeur osseuse de la première phalange du doigt annulaire droit; guérison après trois saisons de bains et l'emploi de l'eau de mer en boisson.)

M. ***, âgé de huit ans, ayant les cheveux roux, la peau très-fine, blanche, et un tempérament lymphatique très-prononcé, portait, depuis plusieurs années, un gonflement considérable à la première phalange du doigt annulaire de la main droite. Cette affection, décrite dans les auteurs sous le nom de *spina ventosa*, était indolente, sans changement de couleur à la peau, et n'apportait point d'obstacle aux mouvemens articulaires; cependant elle s'était montrée rebelle à divers moyens conseillés par M. Fauber, chirurgien en chef de l'hôtel-dieu de Rouen: ce qui détermina cet habile praticien à envoyer le malade aux bains de Dieppe. Leur usage, continué trois ans de suite, joint à la boisson de l'eau de mer, a fini par triompher de la maladie. En 1825, notre ami, le docteur Miquel, ayant passé quelques jours à Dieppe, nous le priâmes de voir cet enfant, dont il a consigné la guérison dans son intéressant journal. (Voyez *Gazette de santé*, n° du 5 août 1825.)

Neuvième observation. — Le fils d'un agent de change de Paris, âgé de huit à neuf ans, fut conduit à Dieppe par notre confrère, le docteur Henelle, pour y être traité d'une affection absolument semblable à la précédente : les bains de mer eurent sur ce malade un résultat aussi complet et plus prompt, puisque deux saisons de bains ont suffi pour dissiper la tuméfaction osseuse et ramener la phalange à son volume naturel. Les bains avaient été conseillés dans ce cas par MM. Marjolin et Orfila.

Dixième observation. — (Quatre ans; engorgement des glandes mésentériques; déviation des jambes en dedans; guérison.)

Un enfant âgé de quatre ans, provenant de parens scrophuleux, avait toutes les glandes du mésentère engorgées et très-volumineuses; ses extrémités inférieures étaient grêles, faibles et sensiblement arquées de dehors en dedans : ce qui l'empêchait de marcher sans être soutenu. L'usage des bains à la *lame* et de l'eau de mer à l'intérieur, continués pendant trois ans, ont dissipé peu à peu l'engorgement mésentérique, et ramené les extrémités à leur rectitude naturelle : MM. les professeurs Dubois, Dupuytren et Marjolin, consultés à diverses époques pour ce malade, s'étaient accordés à prescrire les bains de mer.

Onzième observation. — Un enfant, âgé de sept ans, fut attaqué, au mois d'avril 1811, d'une fièvre adynamique, très-forte, qui affaiblit singulièrement son tempérament. Il resta chétif et maigre jusqu'au commencement de l'hiver; mais, à cette époque, il reprit un peu plus de force et d'embonpoint. Au printemps 1812, son ventre grossit, sa respiration fut plus courte; il devint paresseux, et la fièvre se montrait de temps en temps : fluctuation manifeste dans l'abdomen, urines cependant libres ainsi que le ventre. Usage du nitre, du kermès, des purgatifs résineux et de l'*aquila alba*. Le ventre diminua de volume; le liquide qu'il contenait se dissipa, et je pus reconnaître une tumeur d'une grosseur considérable qui occupait toute la région iliaque gauche jusqu'à l'ombilic. La continuation des remèdes fit également disparaître cette tumeur qui, en diminuant, se retira vers le haut. Je jugeai alors que c'était vraiment la rate dont la laxité des ligamens, ou la pesanteur du viscère engorgé, avait permis ce déplacement et occasioné l'épanchement aqueux dans le bas-ventre.

L'aspect de cet enfant faisait pitié : maigreur excessive; teint plombé et verdâtre; démarche balancée à la manière des oies; peau aride, brune, sèche et brûlante; membres fluets, n'ayant enfin que tête et ventre. Tous ces symptômes se dissipèrent à mesure que le ventre disparut, et, au commencement de l'été, nous nous aperçûmes d'une croissance bien prononcée, car elle fut de quinze lignes en trois mois. Il prit, à cette époque, une mauvaise dégaine; il se voûta et se déjeta sur le côté gauche. Je lui prescrivis le sirop anti-scorbutique, la corne de cerf calcinée, enfin les bains à la mer jusqu'au 15 septembre.

L'enfant se fortifia à vue-d'œil; une énergie vitale se répandit sur toute sa personne, et, avec cet effort de la nature, une tumeur lymphatique se fit remarquer au bas de la jambe droite; elle s'ouvrit au bout de quinze jours (26 octobre), et fournit un pus visqueux et mal lié. L'ulcère suppura six mois sans pouvoir se cicatriser, malgré les précautions les plus scrupuleuses et les remèdes les mieux appropriés. Quand la plaie avait repris assez d'énergie, par le moyen des caustiques, et qu'elle montrait la tendance à la cicatrice, alors survenait un engorgement aux parties voisines, et toujours dans un trajet qui annonçait le passage de quelque vaisseau lymphatique engorgé; enfin, lors de la cicatrisation de cette plaie, une nouvelle tumeur se manifesta à la face latérale externe du pied; après celle-ci, une autre à la partie interne du tendon d'Achille. L'impossibilité de procurer une cicatrice solide à ces plaies avant qu'une dépuration parfaite eût eu lieu, me détermina à ne plus les panser qu'avec un simple emplâtre d'onguent de la mère, et d'attendre la belle saison pour reprendre l'usage des bains de mer. Je permettais à l'enfant de courir et d'aller à l'école malgré les plaies du pied, pour ne pas l'affaiblir par une vie sédentaire.

Ce petit malade prit, pendant l'année 1812, deux livres de corne de cerf calcinée, dix-huit livres de sirop anti-scorbutique, cinq onces de sel de nitre, une once et demie d'éponge calcinée, deux onces de teinture de mars, et fut purgé sept fois; il a eu un vésicatoire et un cautère à la cuisse. Tous ces moyens n'empêchèrent pas la maladie de suivre sa marche lente et variée; et, dès que la suppuration des plaies du pied eut un peu diminué (le 15 mars), il survint une nouvelle tumeur lymphatique au poignet du même côté; celle-ci ayant suppuré quelque temps (le 14 avril), une autre tumeur s'ouvrit au dos de la main, malgré l'usage du suc de tussilage continué pendant soixante jours : après celui-ci, ce fut le muriate de barite. Le 11 juin, nous étions parvenus en six jours à la dose de douze gouttes de ce remède, lorsque la fièvre scarlatine vint en déranger la continuation. Celle-ci suivit sa marche ordinaire, diminua la suppuration, affaiblit le malade, et le 6 juillet il survint un peu d'œdème au visage, gonflement aux parotides et aux maxillaires : emploi de l'oximel et du sel de nitre. Néanmoins, le 14, rechute, envie de vomir, faiblesse, pouls tardif, vomissement fréquent, froid des extrémités, plaies sèches. Dans cette occurrence, fomentations très-sinapisées sur les deux jambes et les pieds, un vésicatoire et de l'eau de menthe spiritueuse, à la dose de quelques gouttes dans du sucre. Le sinapisme a rougi la peau des jambes comme la vraie scarlatine, et tous les symptômes ont disparu. La rougeur des sinapismes a duré cinq jours.

Le 3 août, bains de mer jusqu'en octobre, et la plupart à la mer même. Les plaies du pied sont toujours cicatrisées, celles du poignet se ferment, et l'enfant se porte bien. (Docteur Gigon.)

Douzième observation. — Il existe encore à Cette un jeune tonnelier, grand et maigre, provenant de parens scrophuleux, et que nous avons gardé long-temps à l'hôpital Saint-Éloi, avec une tumeur blanche du genou droit. Nous avions tout à craindre pour ce malheureux, lorsqu'il quitta Montpellier pour se rendre à Cette, afin de faire usage de l'eau de la mer : la tuméfaction de l'articulation était encore considérable, les douleurs étaient vives, et le pouls conservait une fréquence inquiétante. Ce ne fut qu'avec la plus grande réserve que nous permîmes des bains rares et de peu de durée. Nous ne savions pas encore avec quelle facilité l'action de l'eau de la mer, en augmentant la masse des forces, diminue la somme de l'irritabilité, et peut calmer des douleurs dont la vivacité tient essentiellement à une débilité profonde. Encouragé par les premiers succès, je multipliai les bains, permis l'eau en boisson, et je ne tardai pas à me louer de cette différence dans l'administration du remède. Le malade en a usé pendant deux saisons de suite, et il est parfaitement guéri ; il est même remarquable qu'il n'y a point d'ankylose, et que les mouvemens sont très-peu gênés. (Professeur DELPECH.)

Treizième observation. — Ayant été appelé à Pézenas, on me montra un enfant de douze ans, souffrant depuis cinq ans d'une tumeur blanche du genou droit, et n'ayant que le développement d'un enfant de quatre à cinq ans; la jambe était fixée dans la flexion par l'action des muscles, mais sans ankylose; le genou était extrêmement volumineux, et présentait trois ulcérations qui communiquaient avec l'articulation, et d'où découlait un ichor brunâtre très-fétide. Rien ne peut être comparé au degré de dépérissement et de consomption dans lequel le corps avait été jeté par la suppuration, le dévoiement et la fièvre. Je conseillai l'usage des eaux de la mer, comme la seule ressource que l'on pût invoquer, mais sans aucune confiance. Je fus très-étonné lorsque, ayant perdu ce malade de vue pendant plus de huit mois, je le retrouvai grandi, bien en chair, parfaitement guéri du genou, dont tous les mouvemens étaient interdits par une ankylose osseuse complète. (*Idem.*)

Quatorzième observation. — Le fils du directeur de la boulangerie militaire, enfant de six ans, petit et provenant de parens évidemment scrophuleux, avait éprouvé une coqueluche très-prolongée. Vers la fin de cette maladie, on s'aperçut qu'il marchait de mauvaise grâce et qu'il tombait fréquemment; on découvrit en même temps une tuméfaction très-considérable, et qui comprenait toute la fesse et toute la hanche gauches. Lorsque cet enfant nous fut présenté, nous constatâmes, par le rapport des parens, qu'il avait la fièvre lente depuis plus de six mois, que la tumeur de la hanche était fluctuante; elle nous parut contenir une masse de pus, qui ne pouvait pas avoir été formée dans cette même région; car il n'existait aucune trace d'un travail inflammatoire antérieur. Nous examinâmes l'épine, et nous trouvâmes à la région lombaire une saillie remarquable, formée par trois apophyses épineuses. Les signes de la lésion organique, connue sous le nom de *maladie vertébrale*, avec formation d'une collection purulente qui avait traversé le bassin, étaient évidens. Il fallut donner issue au pus par une simple fonction, à travers un point de la peau, menacé d'ulcération prochaine. Le malade fut envoyé aux bains de mer, et deux cautères furent établis autour de la difformité vertébrale. L'enfant est parfaitement guéri, après avoir fait usage des eaux de la mer pendant trois saisons de suite. Nous n'ignorons point le rôle important que les cautères ont dû jouer dans le traitement de cette maladie; mais on sait aussi quel est le sort constant des malades qui, dans ce cas, éprouvent un abcès par congestion, que l'on est dans la nécessité d'ouvrir. Celui du sujet qui nous occupe a été évacué à diverses reprises par des fonctions réitérées; et nous fûmes agréablement surpris en voyant diminuer peu à peu la quantité des matières contenues. (*Idem.*)

Quinzième observation. — Nous avons encore dans l'hôpital Saint-Éloi un jeune homme de vingt-deux ans qui est atteint de la même maladie depuis plus de quatre ans : il est d'une très-haute taille, mais d'une constitution lymphatique et très-faible; il exerçait la profession de papetier. Les lésions organiques qui ont attaqué le corps des vertèbres dorsales ont dû être très-étendues. Dans les premiers temps où nous avons vu le malade, la difformité était médiocre ; elle est devenue extrême depuis, malgré tous les secours; et l'angle que forme la colonne vertébrale aujourd'hui ne permet pas de supposer moins de trois ou quatre vertèbres, qui doivent avoir perdu leur corps en entier. Nous avons vu se déclarer sous nos yeux la paraplégie, et successivement la paralysie, de la vessie du rectum. Une tumeur, fluctuante dès le principe, s'est montrée et s'est long-temps maintenue sur le côté droit du point difforme; elle s'est ouverte enfin, et a fourni les matières ordinairement contenues dans un abcès par congestion. Pendant long-temps, le malade ne pouvait faire un seul mouvement des parties supérieures du corps sans éprouver les douleurs les plus vives et une crépitation très-distincte dans le point difforme de la colonne vertébrale. C'est en cet état que le malade fut envoyé à Cette, pour employer les eaux de la mer en bains et en boisson. Malgré les mouvemens que l'on n'a pu éviter de communiquer deux fois par jour au point mobile que la maladie avait établi dans la colonne vertébrale, à son retour, deux années après, il nous a causé le plus grand étonnement, lorsque nous nous sommes aperçu que toute mobilité avait cessé dans le point difforme de la colonne vertébrale ; la paraplégie subsiste, et il est probable que ce malade succombera : cependant il résistera long-temps encore, et la marche extrêmement lente de la maladie mérite d'être remarquée. Mais ce qui mérite bien plus d'attention, c'est le travail réparateur que la nature a dû faire autour de l'épine, lors même que la maladie n'a pas cessé de miner insensiblement la constitution. (*Idem.*)

Seizième observation. — (Vingt-un ans ; tempérament lymphatique ; déviation de l'épine traitée avec succès par les appareils mécaniques ; guérison complète après l'usage des bains de mer.)

Mademoiselle ***, âgée de vingt-un ans, d'un tempérament lymphatique et d'une complexion délicate, avait été affectée, pendant plusieurs années, d'une incurvation de l'épine dans sa portion dorsale; la convexité qu'elle formait à droite soulevait l'omoplate qui était très-saillante, tandis que l'épaule gauche penchait sur la hanche qui était très-proéminente; la poitrine, déprimée de ce côté, formait du côté droit une élévation correspondant à l'épaule. Ce vice de conformation choquant, donnait lieu à une grande gêne dans la respiration et à des oppressions par le plus léger exercice : traitée au moyen des lits à extension, dans l'établissement orthopédique de MM. Duval et Hombert, cette demoiselle avait grandi de plusieurs pouces, et sa taille s'était visiblement redressée; néanmoins on ne pouvait regarder la guérison comme achevée, lorsqu'elle arriva à Dieppe pour faire usage des bains de mer, sans renoncer au traitement local. Lorsqu'on examinait le tronc dans une position horizontale, après quelques heures de repos, la colonne vertébrale s'éloignait peu de l'état naturel; mais le même examen fait dans la situation droite du corps, et à la suite d'un exercice même peu prolongé, donnait un résultat bien différent, et annonçait une tendance manifeste de la maladie à se reproduire, avec toutes les circonstances qui l'accompagnaient primitivement.

Dans cet état, et pour nous conformer aux instructions qui avaient été données, nous fîmes marcher de front l'usage des bains à la *lame* et du lit mécanique sur lequel la malade restait couchée la nuit et une partie du jour : toutefois les extensions furent diminuées dans leur durée et leur intensité, à mesure que la constitution se fortifiait et rendait plus exact et plus solide le rapport des parties entre elles. Vers la fin du traitement, la cure paraissant assurée, on renonça entièrement à ce dernier moyen désormais inutile, et Mademoiselle ***, ayant encore pris quelques bains, retourna chez elle dans l'état le plus satisfaisant.

Dix-septième observation. — Nous avons maintenant sous les yeux une jeune personne, âgée de dix-neuf ans, qui était affectée d'une déviation semblable, sous quelques rapports, à la précédente. Parfaitement redressée dans l'établissement orthopédique de M. le docteur Bouvier, on s'était cependant aperçu que cette malade perdait quelques lignes de sa taille à la suite d'un exercice un peu long : ce qui a déterminé ce médecin à prescrire les bains de mer, et à nous l'adresser à Dieppe. Ainsi que dans le cas précédent, nous employons concurremment les extensions graduées et les bains de mer. Quoique cette jeune personne n'en ait encore pris que quinze, déjà une amélioration marquée en a été le résultat, puisque, au lieu de cinq lignes qu'elle perdait à son arrivée, sa taille ne diminue que de deux lignes, bien qu'elle se livre à des exercices plus longs et plus fatigans qu'à Paris. Sous peu de temps, le lit mécanique et les béquilles seront supprimés, tout annonçant une guérison complète et prochaine.

Dix-huitième observation. — Dix-huit ans; tempérament lymphatico-sanguin; déviation latérale, traitée par les moyens mécaniques; rechute de la maladie; guérison complète après les bains.

Mademoiselle ***, âgée de dix-huit ans, d'un tempérament lymphatico-sanguin, d'une taille moyenne, les cheveux blonds, la peau très-blanche, d'un embonpoint médiocre, avait été traitée, en 1826, dans l'établissement de MM. de Milly, d'une difformité de la taille, dont les parens avaient commencé à s'apercevoir trois ans auparavant. L'épaule droite était sensiblement plus saillante que la gauche, au-dessous de laquelle on remarquait une dépression superficielle; la colonne épinière était courbée en deux sens opposés, dans une région dorsale et lombaire; la hanche droite ressortait un peu plus que la gauche; la partie antérieure de la poitrine offrait un développement plus grand à gauche qu'à droite. Le lit à extension pendant la nuit et quelques heures du jour, les béquilles dans la station furent d'abord employés et produisirent les plus heureux effets. Au bout du premier mois, la taille s'était accrue de près d'un pouce, les forces et l'embonpoint avaient augmenté, les courbures étaient en partie redressées. Des pressions modérées sur les côtes proéminentes furent alors ajoutées aux premiers moyens : Mademoiselle *** grandit encore de plus d'un demi-pouce, et toute difformité avait disparu vers le mois de mars 1827, époque à laquelle elle sortit de l'établissement. Cependant les parties primitivement affectées manquaient encore de la solidité et de la force nécessaires pour supporter le poids du tronc et des membres supérieurs; et les parens de cette jeune personne l'ayant engagée inconsidérément à négliger la suite de son traitement, on s'aperçut bientôt que l'épine déviait de nouveau : les moyens précédemment employés furent aussitôt repris, et, au mois de juillet de la même année, la malade se rendit à Dieppe pour y prendre les bains de mer : son attente ne fut pas trompée. Peu de temps avant son départ, on put, sans inconvénient, supprimer le lit à extension et les béquilles, qu'elle avait conservées jusqu'alors. Il y a aujourd'hui huit mois qu'on a renoncé à tous les moyens mécaniques, et sa taille n'a rien perdu de sa régularité.

Dix-neuvième et vingtième observations. — Deux autres malades, la première âgée de quatorze, et la seconde de dix-huit ans, atteintes du même vice de conformation, et sortant également de l'établissement de MM. Milly et Bouvier, nous furent adressées à Dieppe en 1827; elles avaient toutes deux éprouvé une rechute pour s'être livrées trop tôt, et sans précaution, au plaisir de la danse. L'usage des bains de mer ne leur fut pas moins favorable qu'à la malade qui fait le sujet de l'observation précédente, et consolida leur guérison. La plus âgée s'est mariée depuis, et a eu le bonheur de devenir mère, sans cesser d'avoir la taille régulière et bien faite.

Si nous considérons maintenant sous un point de vue général les faits qui viennent d'être exposés, en les rapprochant d'autres observations analogues qui n'ont pu trouver place dans ce Mémoire [1], il nous sera facile d'en tirer des inductions applicables au traitement des vices de conformation les plus ordinaires, et d'indiquer, avec plus de précision qu'on n'en avait mis jusqu'à ce jour, les cas particuliers de ce genre qui peuvent être combattus par l'emploi des bains de mer.

CONCLUSIONS.

1°. Lorsque la constitution est entachée d'un vice scrophuleux ou rachitique; lorsque la nutrition pèche par défaut d'activité ou que le tempérament lymphatique s'est développé au détriment des systèmes sanguin et musculaire, les bains de mer peuvent atténuer, effacer même complètement ces dis-

[1] Ces Observations feront partie du traité des Bains de mer de Dieppe pour lequel nous recueillons sans cesse des matériaux, depuis que l'inspection de ces bains nous a été confiée par S. E. le Ministre de l'intérieur.

positions pathologiques de l'économie, et prévenir ainsi l'apparition et le développement des difficultés auxquelles ces circonstances donnent fréquemment lieu.

2°. Les vices de conformation du tronc et des membres, tels que les inflexions de la colonne vertébrale et des extrémités abdominales, en divers sens, peuvent être combattus efficacement par le même moyen, si on l'administre à temps, c'est-à-dire, dans une période peu avancée de la maladie.

3°. Lorsque les déviations datent de loin, et que les parties se trouvent déjà consolidées dans le rapport vicieux qu'elles ont contracté, les bains de mer sont généralement insuffisans, et ne peuvent produire une guérison complète, sans le concours des moyens mécaniques : mais alors ils rendent plus prompte et plus efficace l'action de ces derniers, en développant l'énergie et l'activité musculaire, à mesure que les parties sont ramenées à leur état normal.

4°. Il est des vices de conformation dont la guérison peut être obtenue par les bains de mer, lors même que ces vices existent depuis long-temps, et qu'ils ont altéré la forme, la consistance ou le volume des os: tels sont le *spina ventosa*, les tumeurs blanches des articulations et déterminées par la présence du vice scrophuleux ou rachitique.

5°. Comme moyen prophilactique, les bains de mer doivent toujours être employés à la suite des traitemens orthopédiques, et nul autre agent médicamenteux n'est mieux approprié à prévenir le retour des déviations de la taille, et à consolider leur guérison.

6°. Enfin, quel que soit le vice de conformation qui existe, qu'on veuille le guérir ou qu'on se borne à en arrêter les progrès, en fortifiant la constitution, en favorisant l'assimilation et la nutrition, les bains de mer peuvent être employés avec un succès plus ou moins marqué, et ils conservent, sous ce rapport, une supériorité incontestable sur les bains froids ordinaires, et sur la plupart des moyens tirés de la matière médicale proprement dite.

Dieppe, le 25 juillet 1828.

MOURGUÉ.

Nota. Pour répondre aux vœux de plusieurs médecins distingués, et épargner à quelques malades les inconvéniens qui résultent du transport des lits mécaniques, on s'est déterminé à en faire confectionner un certain nombre, qui ont été simplifiés de manière à les mettre à la portée de toutes les classes et de toutes les fortunes. Ces appareils seront mis à la disposition des jeunes personnes affectées de déviation de la taille, et dont l'état réclame à la fois l'usage des bains de mer et la continuation du traitement mécanique. Pour éviter tout retard à ce sujet, on devra s'adresser, quelque temps d'avance, au médecin de l'établissement à Dieppe, *hôtel des Bains*, depuis le 1er juin jusqu'au 1er octobre; et, le reste de l'année, à Paris, rue Chantereine, n° 36.

6

www.ingramcontent.com/pod-product-compliance
Ingram Content Group UK Ltd.
Pitfield, Milton Keynes, MK11 3LW, UK
UKHW020314220726
13923UKWH00003B/1134

9 782019 300043